BEI GRIN MACHT SICH IHR WISSEN BEZAHLT

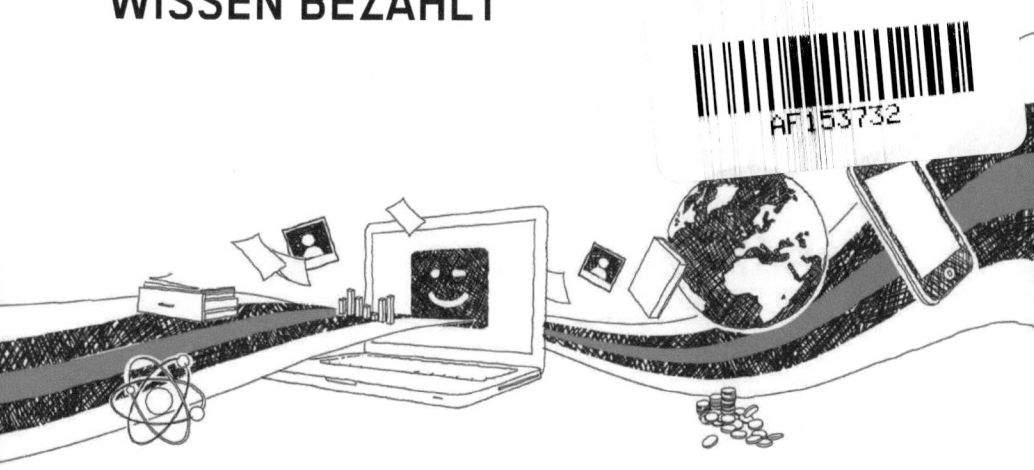

- Wir veröffentlichen Ihre Hausarbeit, Bachelor- und Masterarbeit

- Ihr eigenes eBook und Buch - weltweit in allen wichtigen Shops

- Verdienen Sie an jedem Verkauf

Jetzt bei www.GRIN.com hochladen und kostenlos publizieren

GRIN

Der Umgang mit kulturellen, sozialen und emotionalen Einflüssen auf das Ernährungsverhalten in der Beratung

Ines Ochmann

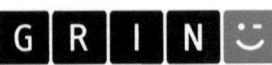

Bibliografische Information der Deutschen Nationalbibliothek:

Die Deutsche Nationalbibliothek verzeichnet diese Publikation in der Deutschen Nationalbibliografie; detaillierte bibliografische Daten sind im Internet über http://dnb.d-nb.de abrufbar.

ISBN: 9783346673107
Dieses Buch ist auch als E-Book erhältlich.

© GRIN Publishing GmbH
Nymphenburger Straße 86
80636 München

Alle Rechte vorbehalten

Druck und Bindung: Books on Demand GmbH, Norderstedt Germany
Gedruckt auf säurefreiem Papier aus verantwortungsvollen Quellen

Das vorliegende Werk wurde sorgfältig erarbeitet. Dennoch übernehmen Autoren und Verlag für die Richtigkeit von Angaben, Hinweisen, Links und Ratschlägen sowie eventuelle Druckfehler keine Haftung.

Das Buch bei GRIN: https://www.grin.com/document/1242701

Ernährungswissenschaften
Bachelor of Science

Ernährungssoziologie

Fallstudie

Der Umgang mit kulturellen, sozialen und emotionalen Einflüssen auf das Ernährungsverhalten in der Beratung

vorgelegt am: 31.03.2022

vorgelegt von: Ines Ochmann

Inhaltsverzeichnis

I. Abbildungsverzeichnis

II. Abkürzungsverzeichnis

DMT2	Diabetes Mellitus Typ 2
DGSF	Deutsche Gesellschaft für Systemische Therapie, Beratung und Familienthe-rapie
f.	folgend
ff.	fortfolgende
incl.	inclusive
Kap.	Kapitel

1 Einleitung

Die Zahl der Menschen mit Migrationshintergrund in Deutschland wuchs in den letzten Jahren stetig an. Waren es im Jahr 2005 noch 14,4 Millionen, so sind es heute bereits 21,9 Millionen (Destatis.de, 2022). Das ist ein Viertel der Bevölkerung in Deutschland. Migranten unterscheiden sich in ihrer Sprache, kulturellen Identität, Religion und ihren Wertevorstellungen von den Einheimischen (Wurzbacher, 2011, S. 124). Arztpraxen stehen immer häufiger vor der Herausforderung einer adäquaten Beratung unter Berücksichtigung des Migrationshintergrundes. Meist kommt es dort zum ersten Mal zu einer Konfrontation der unterschiedlichen Kulturen. Ein Erfolg der Beratung kann sich oft nur unter Berücksichtigung anderer Lebensweisen einstellen (Wurzbacher, 2012, S. 29). Für die Praxis der Ernährungsberatung bedeutet das eine besondere Aufmerksamkeit auf die religiösen, soziokulturellen und emotionalen Aspekte der Nahrung bzw. der Esskultur zu legen. Auch den Grundnahrungsmitteln und der Art ihrer Zubereitung muss ein hohes Maß an Beachtung zugesprochen werden.

Ziel dieser Fallstudie ist es, anhand eines Falles und unter Berücksichtigung der kulturellen, sozialen und emotionalen Einflüsse ein Konzept für eine Ernährungsberatung zu entwickeln. Am Beispiel einer aus Indien stammenden Frau, die der Kaste der Brahmanen angehört, werden wichtige zu beachtenden Aspekte näher erläutert. Berücksichtigt werden hierbei insbesondere kulturelle Werte und Normen des Essverhaltens sowie die Wechselwirkungen zwischen Essen und Emotionen. Auch spielen die sozialen Strukturen innerhalb der Familie eine wesentliche Rolle für die Therapie.

Dafür wird diese Fallstudie in mehrere Punkte unterteilt: Nach der Einleitung folgt in Kapitel 2 die Fallerfassung. Dem schließt sich Kapitel 3 mit der Untersuchung von Einflussfaktoren auf das Ernährungskonzept an. Hierbei wird besonders auf die emotionalen, kulturellen und spirituellen Einflüsse des Essens und seiner traditionellen Zubereitung eingegangen im Hinblick auf die religiöse Ernährung einer brahmanischen Familie. Auch innerfamiliäre Interaktionen und Tagesabläufe sind Bestandteil von diesem Kapitel. Weiterhin wird die Relevanz einer migrationssensiblen Beratung Beachtung finden. Kapitel 4 folgt mit der Auswahl geeigneter Analysemethoden der Patientensituation. Das Fazit und Empfehlungen in Kapitel 5 schließen diese Fallstudie ab.

2 Erfassung des Falles

Folgender Fall liegt der Ernährungsberaterin vor.

2.1 Fallbeschreibung

Die Praxis der Ernährungsberatung wird von einer Patientin Mitte 40 aufgesucht, die an Diabetes Mellitus Typ 2 erkrankt ist. Sie selbst hat nur eine ungefähre Vorstellung von der Bedeutung dieser Aussage, die ihr der Arzt mit auf den Weg in die Ernährungspraxis gab. Ob sie weiß, in welchem Ausmaß sich die Krankheit auf ihre Ernährungsgewohnheiten auswirkt, wird sich erst in einem persönlichen Gespräch mit der Beraterin klären lassen. Sie fühlt sich – nach eigener Aussage - eigentlich gesund. Mehr scheint sie um ihre Kinder besorgt zu sein und bittet hierzu um Empfehlungen. Ihr

17-jähriger Sohn möchte Bodybuilder werden und hat diverse Kanäle auf YouTube abonniert. Er möchte sich nicht traditionell vegetarisch ernähren. Die Tochter der Patientin, 14 Jahre alt, klagt über Müdigkeit und Lustlosigkeit. Sie ernährt sich streng vegan. Acht Jahre zuvor zog die Familie aus beruflichen Gründen von Südindien nach Berlin. Sie gehöret der Kaste der Brahmanen an. Neben ihrem Mann und den beiden Kindern, leben ebenfalls die hochbetagten Schwiegereltern im gemeinsamen Haushalt. Beide, die Patientin und ihr Ehemann, sind Vollzeit berufstätig. Die sehr traditionell eingestellte Schwiegermutter ist für die Zubereitung des Essens ist zuständig.

2.2 Beratungsrelevante Hintergründe

Um die brahmanische Patientin angemessenen beraten zu können, ist es empfehlenswert, sich im Vorfeld mit der Kultur Indiens und seiner Soziologie auseinanderzusetzen. Ein weiterer wichtiger Fokus in diesem Zusammenhang sollte auf die typischen brahmanischen Lebensmittel gelegt werden.

Indien ist ein Land, welches mit vielen Klischees behaftet zu sein scheint. Viele Menschen verbinden es mit der Heilkunst des Ayurveda, dem Hinduismus oder dem Kastenwesen (Michael & Baumann, 2019, S. 9). Auch die Probandin gehört einer Kaste an. Das Wort „Kaste" wird zum einen verwendet, um einen Charakter der sozialen Ordnung der indischen Agrargesellschaft zu benennen, zum anderen wird es aber auch für die sogenannten „varnas" verwandt, die vier Farben. Nach der brahmanischen Ideologie von Herrschaft hierarchisieren sie die Gesellschaft Indiens in vier Klassen (Jürgenmeyer & Rösel, 1998, S. 25). Ursprünglich von Hindu-Priestern entwickelt prägte es Indien für mehr als 3.000 Jahre (Schaffmeister & Haller, 2018, S. 156). Der Indologe Axel Michaels beschreibt die Kaste als eine einer Berufsgruppe bzw. Kultur zugehörigen Gemeinschaft von Menschen. Ihre Zusammengehörigkeit erklärt sich aus ihren gemeinsamen Eigenschaften (Vermeer & Neumann, 2016, S. 63). Formell wurde das System der Kasten im Jahr 1950 abgeschafft, trotzdem prägt es heute noch immer sehr stark die dortigen Sozialbeziehungen (Schaffmeister & Haller, 2018, S. 290). Zum Beispiel wird die Schulbildung, der Ehepartner, der Beruf, oft auch der Name und alles Weitere im Leben, sogar die Beerdigung durch die Kastenzugehörigkeit bestimmt (Vermeer & Neumann, 2016, S. 63 f.). An der Spitze dieser Kastenpyramide stehen die Brahmanen (die Priester und Gelehrten), gefolgt von den „Kshatriyas" (Krieger) und Herrscher, den „Vaisyas" (Händler) und an vierter Stelle die Bauern, die sogenannten „Shudras". Sozial ausgeschlossen von diesem System werden die „Dalits" als „Unberührbare" betitelt. Sie stellen die unterste und größte Schicht Kastenpyramide und somit der Gesellschaft dar (Schaffmeister & Haller, 2018, S.156). Ein Wechsel in eine andere Kaste ist aufgrund der Wiedergeburtslehre nicht möglich (Michael & Baumann, 2016, S 9). Somit ist die einzelne Person in Bezug auf Ge- u. Verbote und den Vorstellungen von Werten auf die Regeln ihrer Kaste beschränkt. Ihnen zu entsprechen bedeutet für den Inder „dharma", richtiges Handeln. Dabei wird richtiges Handeln der einzelnen Person vor dem richtigen Handeln der Allgemeinheit priorisiert. So wird rituelle Reinheit verstanden. Sie unterscheidet die einzelnen Kasten. Am reinsten sind die Brahmanen, am unreinsten die Dalits (Vermeer & Neumann, 2016, S. 64).

Die Ernährung wird ebenso mit spiritueller Reinheit verbunden. Sie erfährt in Indien einen überaus hohen Stellenwert und tiefe Verbundenheit (Lochtefeld, 2002, S. 746). Grundsätzlich sind im Süden Indiens die Grundnahrungsmittel der Reis, Roti und das Weizenbrot „Naan". Der Reis wird von farbenfrohen, aromatischen Gewürzen begleitet, die die Currys oder das typische Dal so facettenreich machen. Die Zubereitung und das Essen selbst folgen ayurvedischen Grundsätzen. Es dient nicht nur der Nahrungsaufnahme, sondern auch dem Wohlbefinden der Seele (Tk.de, 2022). Als besonders rein wird die vegetarische Ernährung empfunden. Vermutlich deshalb, weil die Brahmanen als die reinste Gruppe des Kastensystems streng vegetarisch leben. Ihr Ernährungsprinzip schließt Milch- und Milchprodukte ein. Mit ihnen wird eine besonders gesundheitsfördernde Wirkung assoziiert (Lochtefeld, 2002, S. 746). Ein Grund dafür könnte sein, dass diese Lebensmittel von der Kuh stammen, die in Indien als Sinnbild der lebensgebenden Mutter heilig ist (TK.de, 2022). Eier dagegen werden gemieden, genauso wie Zwiebeln und Knoblauch. Sie gelten als luststeigernd (Lochtefeld, 2002, S. 746). Innerhalb eines westlichen Ernährungskonzeptes würden die Brahmanen den Lakto-Vegetariern zugeordnet werden. Diese Erkenntnis sollte während der Ausarbeitung eines Beratungskonzeptes Berücksichtigung finden.

3 Zu berücksichtigende Aspekte innerhalb der Beratung

Grundlage einer erfolgreichen Beratung kann das Verstehen des gesamten Wesens der Patientin sein. Dazu gehören Kenntnisse über den Tagesablauf, ihrer Religion, Kultur ernährungsrelevante Vorlieben. Der DMT2 kann wesentlich vom Ernährungsverhalten der Patientin bestimmt und beeinflusst werden. Essen und Ernährung wiederum können stark von Emotionen beeinflusst werden.

3.1 Emotionen in Wechselbeziehungen mit den Mahlzeiten

Eine nicht zu unterschätzende Rolle im Leben eines Menschen spielen die mit dem Essen verbundenen Emotionen und Tätigkeiten, so auch bei der Patientin. Sie werden bereits im Kindesalter sehr eng miteinander verknüpft. Später übernehmen sie wesentliche Aufgaben im kulturellen, psychologischen, ökonomischen oder sozialen Bereich des Individuums und unterscheiden sich je nach Kultur (Luomala, Rizwan & Tahir, 2009, S. 231 f.). Dabei können sie von Mensch zu Mensch unterschiedlich starke Ausprägung haben (Macht, 2005, S. 9). Emotionen wirken auf das Essverhalten. Umgekehrt kann ein bestimmtes Lebensmittel auf die Emotionen einwirken (ebenda, S. 11 ff.).

Die Patientin wuchs in Indien auf. Somit wurde sie stark von der indischen Kultur geprägt. Indisches Essen und die damit verbundenen Emotionen beeinflussen sie in unterschiedlichster Weise mehr oder weniger stark. Die wichtigsten davon sollten im Zuge der Beratung Beachtung finden.

Vermutlich ist die emotionale Steuerung der Nahrungswahl eine der bedeutendsten in Bezug auf eine in Deutschland lebende Brahmanin. Ihre Kastenzugehörigkeit verbietet unreine Lebensmittel wie z.B. Fleisch jedweder Art (siehe Kap. 2.2). Ein Verstoß birgt die Gefahr der Wiedergeburt in einem niederen Status bzw. in einer niederen Kaste. „Dharma" (richtiges Handeln) hingegen garantiert die Kastenzugehörigkeit (Michael & Baumann, 2006, S. 206). Es kann angenommen werden, dass im Haus der Patientin eher positive Emotionen mit dem Essen verbunden sind, da die Schwiegermutter die traditionelle Zubereitung der Mahlzeiten beibehalten hat, was der Patientin emotionale Behaglichkeit vermitteln wird. Positive Emotionen fördern die Nahrungsaufnahme, negative hindern sie (Macht, 2005a, S. 16). Negatives Empfinden wird bei den Brahmanen durch verbotene Lebensmittel wie z.b. Zwiebeln, Knoblauch oder Rindfleisch in Verbindung gebracht (siehe Kap. 2.2).

Auch der sogenannte assoziative Effekt soll hier Beachtung finden. Er verbindet positive oder negative Vorstellungen mit einem Lebensmittel oder bereits schon mit dem Nahrungswort (Macht, 2005b, S. 306). In Indien wird die vegetarische Ernährungsweise mit besonderer Reinheit und Milchprodukte mit hoher Gesundheit assoziiert (Kap. 2.2).

Die Berücksichtigung dieser Zusammenhänge des Essens und den Emotionen ist von hohem Interesse innerhalb der Beratung. Sie kann einen starken Einfluss auf das Befinden der Patientin haben. Deshalb werden diese Faktoren innerhalb des Fragebogens (Anlage II) berücksichtigt und im weiteren Verlauf der Beratung näher untersucht.

3.2 Kulturelle Identität und Ernährung

Neben den in Kap. 3.1 dargestellten Wechselbeziehungen der Emotionen ist zusätzlich der kulturelle Hintergrund eines Menschen von Belang. Christiane Wurzbacher beschreibt die Einnahme einer Mahlezit sogar als „kulturellen Grundakt", dessen Wurzeln tief in der Kindheit liegen (Wurzbacher, 2012, S. 29). Einflüsse wie die geografische Lage, die ausgeübte Religion und Lebensumstände, wie Bildung oder Einkommen spielen ebenfalls eine Rolle (Barakat & Sat, 2020, S. 705). In den meisten Fällen wird die Esskultur später im Leben beibehalten, denn neben der energetischen Funktion erfüllt die Nahrung diverse andere Ansprüche und Neigungen, wie z.B. die verbindende Funktion zum Heimatland. Essen festigt und stärkt die eigene Identität (Wurzbacher, 2012, S. 29). „Das Einzige was mich beängstigt, eine gesunde Ernährung umzusetzen, ist die Angst meine Tradition zu verlieren" so das Zitat eines Unbekannten. Dennoch verändert sich die Ernährungsweise von Migranten allmählich mit der Dauer des Aufenthalts im Ausland (Barakat & Sat, 2020, S. 705, Koctürk, 1995, S. 2). Hierbei werden nicht alle Lebensmittel des Heimatlandes werden gleichermaßen adaptiert, sondern nach Gruppen (Hauptnahrungsmittel, ergänzende Lebensmittel und Accessoires) hierarchisiert (Koctürk, 1995, S. 2). Zu den indischen traditionellen Grundnahrungsmitteln gehören Reis, Weizenbrot, wie Nan oder Chapati und Roti (gefüllte Dumplings). Getrunken wird gerne mit Honig gesüßter Tee mit Milch oder Mango-Lassi, ebenfalls gesüßt (Barakat & Sat, 2020, S. 712). Diese Grundnahrungsmittel definieren die indische Küche und die persönlichen kulturelle Identität. Hauptnahrungsmittel können nur schwer ausgetauscht oder ersetzt werden, da in diesem Fall das jeweilige Gericht nicht mehr der Tradition entsprechen würde. Eine weniger wichtige Funktion stellen die ergänzenden Lebensmittel dar. Sie werden unterteilt in Gruppen aus Fleisch, Fisch, Eier / Milch, Käse / Gemüse und Hülsenfrüchte. Ergänzende Lebensmittel sind austauschbar ohne das Rezept in einem zu hohen Maße zu verändern. In Indien zählen Leguminosen und Gemüse dazu. Die Gruppe der Accessoires (z.B. Kräuter und Gewürze) hat am wenigsten Einfluss auf die Rezepte

(Koctürk, 1995, S. 2 f.). Die Beraterin sollte die traditionellen Hauptnahrungsmittel der Patientin kennen (Barakat & Sat, 2020, S. 709). Nur so können richtige Entscheidungen zur Nahrungsmittelauswahl innerhalb des Ernährungsplans getroffen werden, die den Präferenzen der der Patientin entsprechen. Die Beibehaltung traditioneller Rezepte kann sich positiv auf die Compliance auswirken.

3.3 Traditionelle brahmanische Mahlzeiten – Zubereitung und Verzehr

Die ernährungsrelevanten Riten Indiens vereinen eine hohe symbolische Verbundenheit mit der Kultur und der eigenen sozialen Identität (Vecchio et al, 2014, S. 20). Die Kaste der Brahmanen postuliert Reinheit bis zur Vollkommenheit. Ebenfalls verbindet sie innere sowie auch äußerliche Reinheit mit dem Essen. Dies beginnt bereits bei der friedliebenden (tötungsfreien) Gewinnung der Nahrung. Dieser moralische Kodex verläuft in gegenseitigen Wechselbeziehungen mit dem Kochen bis hin zur Einnahme der Nahrung. Schon durch die Zubereitung des Essens drohen erhebliche Verunreinigungen von außen. Deshalb wird spezielles Geschirr wie Eisen-, Bronze- oder Silbergefäße benutzt. Die Verwendung von Ghee soll Verunreinigungen vorbeugen. Ghee zählt als das - vom rituellen Stellenwert - reinste Nahrungsmittels, denn es stammt vom zu höchst verehrten Rind (Rösel, 2010). Die Küche befindet sich traditionell im hinteren Teil des Hauses, geschützt vor der Verunreinigung durch Gäste. Zum Desinfizieren der Küche wird Kuhdung genutzt. Nach der Zubereitung der Speise wird der Hausvorsteher zuerst bedient, danach die anderen Mitglieder der Familie und zuletzt die Frau und Töchter. Um ihrem Ehemann Respekt zu zollen, isst die Ehefrau die Reste ihres Mannes. Gegessen wird nur mit der rechten Hand, da die linke als unrein gilt (ebenda, 2010). Diese Gebräuche zu Tisch und auch die Nahrung selbst dienen als Mittel zur Abgrenzung zu den unteren Kasten (Barlösius, 2016, S. 177ff.).

Die Patientin kocht nicht selbst. Dies wird von der traditionell eingestellten Schwiegermutter verrichet. In vielen indischen Familien ist die Schwiegertochter für das Kochen zuständig (Allendorf, 2006, S. 7 ff.). Ein Blick auf die Strukturen und Aufgabenverteilung innerhalb der Familie ist insofern lohnenswert, als dass die zwischenmenschliche Verbundenheit innerhalb dieser Gemeinschaft ein wichtiger Aspekt zur Beeinflussung der Ernährungsweise der Patientin ist (Mora & Hill, 2017, S. 6).

3.4 Das Verhältnis zwischen Schwiegermutter und Schwiegertochter in Indien

Die indische Schwiegertochter ordnet sich den Älteren unter, besonders der Schwiegermutter. Traditionell verteilt die Schwiegermutter die häuslichen Aufgaben an die Schwiegertochter. Oft wird das Verhältnis zwischen Schwiegertochter und Schwiegermutter als negativ beschrieben (Gupta, & Negi, 2021, S. 1ff.). Da beide allerdings gezwungen sind miteinander zu leben, charakterisiert sich das Verhältnis beider Frauen in der Öffentlichkeit häufig als Ideal. Gewollt ist eine von Natur aus liebevolle Mutter-Tochter-Beziehung mit Zuneigung und gegenseitiger Wertschätzung. Dies betrifft besonders die Aufgabenverteilung im Haushalt, in dem normalerweise die Schiegertochter für das Kochen zuständig ist (Allendorf, 2006, S. 7 ff.). In dieser Familie kocht die Schwiegermutter. Vermutlich herrscht zwischen den beiden Frauen ein aufgeschlossenes Verhältnis, sodass die Patientin Unterstützung in ihrer Situation erwarten kann. Auch die Studie von Mahadevan unterstützt diese

Annahme. Das Kochen durch die Schwiegermutter wird allgemein begrüßt und als dankbare Entlastung angesehen (Mahadevan, 2003, S. 102). Eine positive Beziehung der Patientin zur Schwiegermutter kann zunächst nur vermutet werden. Dieser Umstand sollte allerdings im Rahmen der weiteren Beratung mit einer gewissen Sensibilität geklärt werden. Positive Signale aus der Familie können wesentlich zum Therapieerfolg beitragen.

3.5 Tägliche Routinen der Brahmanen

Der spirituelle Tagesablauf eines Brahmanen ist geprägt von unzähligen Riten. Sie beginnen bereits 2 Stunden vor dem Morgengrauen mit Meditationsübungen. Diese Rituale müssen gleichfalls durchgeführt werden, selbst wenn der Brahmane, bzw. die Patientin einer Arbeit nachgeht. Hier stellt sich zu Recht die Frage nach der Vereinbarkeit von Familie, Beruf und Spiritualität. Eine ausführliche Übersicht zum Tagesablauf nach brahmanischer Tradition befindet sich in Anhang I. Zur Analyse des Stressniveaus der Patientin sollte diesem Umstand im Behandlungsverlauf nachgegangen werden. Fragen diesbezüglich an die Patientin sind im Anhang II verortet. Ein gutes Selbstmanagement kann sich positiv auf die Behandlung des DMT2 auswirken (Carpenter, DiChiacchio, & Barker, 2018, S. 80).

3.6 Der bedeutende Wert einer Kultur- und religionssensiblen Beratung

Die Berücksichtigung der Kultur ist innerhalb einer Beratung ein unbedingt zu beachtender Aspekt. Erfolg oder Misserfolg der Ernährungstherapie können davon abhängen. Von der Probandin ist bekannt, dass sie und ihre indische Familie sehr traditionell sind. Es empfiehlt sich für die Ernährungsberaterin herauszufinden, wie rege die Patientin ihre Religion lebt und mit ihr verbunden sind (Wurzbacher, 2011, S. 127). Eine erfolgreiche, respektvolle und kultursensible Beratung bedeutet unter Umständen mehr Aufwand und Flexibilität für die Beraterin. Verständnis und Empathie für Traditionen und Ernährungsgewohnheiten bilden die Grundlage für Vertrauen seitens der Patientin und können damit den Weg zum Therapieerfolg ebnen (Wurzbacher, 2012, S. 30; Barakat & Sat, 2020, S. 709). Die Beratung der Patientin sollte bei jedem Gespräch höchst individuell angepasst werden (Wurzbacher, 2012, S. 33). Die Vorstellung von Krankheit und Heilung ist in Indien eine ganz andere als in Ländern wie Deutschland. Die moderne westliche Medizin wird außerdem gern parallel zur traditionellen ayurvedischen Heilkunst genutzt (Mora & Hill Golden, 2017, S. 6). Auch werden Schamanen oder Kräuterheilkundler aufgesucht (Wurzbacher, 2011, S. 127 ff.). Mit diesem Hintergrundwissen muss die Beraterin den Grad des Einflusses der Kultur auf ihre Patientin sorgsam analysieren, um anschließend mit ihr gemeinsam die Therapie erfolgreich voranzubringen.

Einflussfaktoren auf die Ernährung sind ebenso wichtig wie die Integrationsqualität im Aufenthaltsland. Migranten stoßen bei den Einheimischen oft auf Unverständnis, was den Einfluss von Erkrankungen begünstigen kann (Wurzbacher, 2011, S. 125). Auch Sat et al. weist auf eine 90% bis 120%ige höhere Mortalität in Bezug auf DMT2 und einem gesteigerten Risiko mikrovaskulärer Komplikationen (diabetische Retinopathie, Nephropathie und peripherer Neuropathie) hin. Eine Ernährungsberatung wie für einen deutschen Patienten wäre hier nicht angebracht.

4 Geeignete Methoden zur Analyse des Fallbeispiels

Weitere Analysedaten zur Patientensituation werden durch folgende Methoden eingeholt.

4.1 Das offene Gespräch

Das offene Gespräch bietet der Patientin die Möglichkeite zum näheren Kennenlernen der Beraterin. Die dadurch entstehende persönliche „Beratungs-Beziehung" kann für den weiteren Erfolg sehr nützlich sein. Möglicherweise ist hierzu die Hilfe eines Dolmetschers in Betracht zu ziehen. In Abhängigkeit der Deutschkenntnisse der Patientin sollte eventuell ein Dolmetscher in Erwägung gezogen werden, um mögliche Verständigungsschwierigkeiten zu umgehen (Wurzbacher, 2011, S. 129). Beim Erstkontakt mit der Patientin empfiehlt sich ein sogenanntes „Joining". Es dient dem „Abholen" des Gegenübers, aber auch dem gegenseitigen Kennenlernen und zur Schaffung einer vertrauensvollen, warme Atmosphäre. Das kann durch einfachen Smalltalk geschehen. Die Beraterin übernimmt hierbei die aktive Rolle und stellt sich auf die Sprache der Klientin (incl. Mimik, Gestik, Körpersprache) ein (Schwing & Fryzer, 2017, S. 51 f.). Besondere Beachtung findet zusätzlich die Einstellung der Patientin zu Krankheit, Gesundheit und ihrer Kultur (vgl. Kap.3). Um die Effizienz des Gespräches zu vertiefen, wendet die Beraterin die Methode des aktiven Zuhörens und der uneingeschränkten Wertschätzung an. Gleichzeitig wird die Patientin als Expertin ihres eigenen Lebens gesehen (ebenda, S. 259). Laut der Deutschen Gesellschaft für systemische Therapie, Beratung und Familientherapie (DGSF) sollen Patienten unabhängig ihrer Kultur u.a. persönlichen Einstellungen zur souveränen Anwendung ihrer eigenen individuellen Potenziale angeleitet und Spielräume innerhalb ihrer Möglichkeiten geschaffen werden (DGSF.org, 2022). So kann eine gewisse motivierende Handlungskompetenz der Patientin erreicht werden. Weiterhin kann sich eine individuelle kultursensible Ernährungsberatung positiv auf ihre Compliance auswirken (Barakat & Sat, 2020, S. 709). Im Verlauf des Gespräches werden weitere Informationen zur Anamnese eingeholt. Dies betrifft Gewicht, Körpergröße und das Alter der Patientin. Weiterhin sind der Gebrauch von Alkohol, Tabak oder Kaffee von Bedeutung, sowie ihre körperliche Aktivität, Vorerkrankungen der Patientin und ihrer Familie.

Da die Patientin brahmanischer Herkunft einen eventuellen Konflikt in der Ausübung ihrer Kultur in Deutschland spürt, der durch ihr Arbeitsleben und ihren Aufgaben im Haushalt verstärkt werden kann, empfiehlt sich die Frage nach der Art und Höhe der Stressoren im Alltag. Außerdem ist es für die Beratung äußerst nützlich zu wissen, wie sich diese Stressoren auf das Essverhalten auswirken.

Mit in die Beratung – zumindest partiell – einbezogen werden sollte die Familie. Durch innerfamiliäre Interaktionen zur Unterstützung von DMT2-Patienten können positive Effekte auf die Compliance erreicht werden. Die Beachtung der Ernährungsregeln von südasiatischen Diabetikern steigt, wenn die Zubereitung der Mahlzeiten für die gesamte Familie stattfindet (Mora & Hill Golden, 2017, S. 126). Das Erstgespräch erfordert einen gewissen Zeitrahmen zur Analyse der Patientensituation und zur Klärung weiterer Fragen, die im Anhang II hinterlegt sind.

4.2 Ernährungserhebung mit Hilfe des Wiegeprotokolls

Im Vorfeld der Ernährungstherapie sollte eine Ernährungserhebung angestellt werden. Um den Lebensmittelverzehr der Patientin genauer zu analysieren zu, stehen der Beraterin verschiedene Ernährungserhebungsmethoden zur Verfügung (Straßburg, 2010, S. 430). Diese können sehr unterschiedlich sein, je nachdem welche Daten zu untersuchen sind. Da bei der Patientin DMT2 diagnostiziert wurde, ist die Überwachung der Makronährstoffe - vor allem der Kohlenhydrate - äußerst wichtig (Klußmann, 2022, S. 22). Die Kohlenhydrate haben einen direkten aber auch einen sehr individuellen Einfluss auf die persönliche Insulinausschüttung (Sat et al., 2021, S. 61). Das Wiegeprotokoll als Goldstandard der Ernährungserhebung kann für diese Fallstudie die nötigen Daten liefern. Es gehört zu den prospektiven Methoden der direkten Ernährungserhebung. Protokolliert wird an bis zu sieben Tagen. Die konsumierten Lebensmittel werden vor dem Verzehr gewogen, Nahrungsreste werden ebenfalls gewogen und wieder zurückgerechnet. Zusätzlich beinhaltet das Protokoll beschreibende Angaben des Lebensmittels, wie z.b. die Sorte, die Zusammensetzung oder die Zubereitungsart. Für die Überwachung des Blutzuckers bietet es eine sehr genaue Auswertungsmöglichkeit. Durch den sehr hohen zeitlichen Aufwand für die Patientin begrenzt die Beraterin die Dauer auf 5 Tage, in die Arbeitstage und freie Tage einschließen. Ein Nachteil dieser Methode ist der hohe Erklärungsaufwand. Die Erklärung sollte jedoch möglichst umfangreich sein, um eine aussagekräftige Auswertung des Protokolls zu erreichen (Straßburg, 2010, S. 427 ff.). Weiterhin ist die Gefahr eines Over- oder Underreportings gegeben. Das heißt, dass die Patientin im Verlauf der Protokollierung diejenigen Lebensmittel stärker konsumieren könnte, die die Beraterin möglicherweise als positiv einstuft. Vermeintlich negativ bewertete Lebensmittel werden eher gemieden (ebenda, S. 423). Weiterhin sollte beachtet werden, dass einige Migranten lieber Tee- oder Wassergläser als Mengenmaß für ihre Gerichte nutzen (Barakat & Sat, 2020, S. 705). Eventuell ist im Haushalt der Patientin keine Küchenwaage vorhanden. Eine alternative Möglichkeit zum Wiegeprotokoll wäre in diesem Fall die vereinfachte Form der Schätzmethode. Sie ist jedoch ungenau und nicht zu empfehlen, da der DMT2 eine genaue Beobachtung des Blutzuckerspiegels erfordert. Eine Waage kann bei Bedarf von der Beraterin für die Dauer des Protokolls zur Verfügung gestellt werden.

Ein weiterer Vorteil des Wiegeprotokolls ist die Unabhängigkeit vom Erinnerungsvermögen der Patientin. Die Lebensmittel werden direkt vor dem Verzehr gewogen und in das Protokoll eingetragen. Die tabellarische Auflistung beinhaltet: Uhrzeit und den Ort des Verzehrs (zu Hause / Büro / unterwegs); die Art des jeweiligen Lebensmittels oder Getränkes (inclusive der Produktbezeichnung, des Markennamens, des Fettgehaltes und falls vorhanden der Vitaminzusätze usw.); den Zustand beim Einkauf (z.B. gekühlt, gefroren, frisch oder getrocknet); die Verpackung bei Kauf (z. B. lose, verpackt, im Tetrapack); das Zubereitungsverfahren (z. B. gebraten oder gekocht) sowie die verzehrte Menge und Restmenge (ebenda, S. 427). Ein Beispiel für ein Wiegemusterprotokoll ist im Anhang III beigefügt. Die Beraterin bekommt mit Hilfe dieses Protokolls einen genaueren Einblick in der Ernährungsweise der Patientin. Es kann festgestellt werden, welche Lebensmittel sie genau zu sich nimmt und zu welcher Zeit.

Nach vollständiger Ermittlung der Patientensituation durch das Gespräch kann die Beraterin eine passende sensible Ernährungsumstellung unter Beachtung der Präferenzen der Patientin Lebensmittel einleiten.

5 Empfehlungen

Folgende Empfehlungen ergehen nach dem Ersttermin an die Patientin und ihre Familie.

5.1 Empfehlungen an die Patientin

Die Ernährungsweise der Brahmanen kann innerhalb des westlichen Ernährungskonzeptes den Lakto-Vegetariern zugeordnet werden. Die Beraterin bespricht mit der Patientin die Vorteile dieser Ernährung durch den Einsatz von viel Gemüse, dessen hohen Ballaststoffanteil und seine positiven Auswirkungen auf DMT2. Komplexe Kohlenhydrate bewirken einen langsamen Anstieg des Insulinspiegels. Die Patientin ist durch ihre fleischlose Ernährung bereits an Gemüse gewöhnt, was sich als Vorteil innerhalb der Ernährungsumstellung herauskristallisieren kann (vgl. Kap. 2.2). Die traditionellen Gerichte wie z.B. das Dal erfahren nur insoweit eine leichte Modifikation, dass die Grundnahrungsmittel mit einem verminderten Anteil von Reis, Naan oder Roti beibehalten werden können. Der Anteil des Gemüses wird erhöht. Die traditionellen Gerichte müssen nicht grundlegend verändert werden (Koctürk, 1995, S. 2 f.). Gemeinsam besprechen sie die jeweiligen Lebensmittel, die vorzugsweise oder eingeschränkt verzehrt werden sollten, wie z.B. Zucker. Unter Berücksichtigung der von der Patientin bevorzugten Lebensmittel und im Hinblick auf den DMT2 erklärt die Beraterin der Patientin, dass sie nicht generell auf Zucker und Honig verzichten muss, diese jedoch auf ca. 50g/Tag begrenzen sollte (Koch & Seidl, 2011, S. 628). Zur Vereinfachung dieser Mengenabmessung kann sich die Patientin eines kleinen Teeglases bedienen und diese Menge dann während des Tages zum Süßen verbrauchen (Fritsche & Ebelt, 2018, S. 658). So ist es der ihr möglich, gewohnte traditionelle Getränke, wie Tee oder Lassi ebenfalls in den Tag zu integrieren. Die Beibehaltung der traditionellen Gerichte und Getränke kann der Patientin ein Gefühl von Sicherheit geben und die Compliance fördern, deren Erhaltung im Hinblick auf die erhöhte Mortalität bei Migranten (Kap. 3.6) besonders wichtig ist.

Auch die beim Essen empfundenen Emotionen werden besprochen. Weitere Stressoren für die Patientin möchte die Beraterin vermeiden. Schon die Diagnose des DMT2 kann sich als belastend herausstellen. Deshalb hat die Beraterin diesbezüglich Fragen für den Ersttermin vorbereitet (Anlage II). In diesem Zusammenhang wird zusätzlich die häusliche Situation des gemeinsame Haushaltes mit den Schwiegereltern betrachtet. Dass diese im Haushalt der Patientin leben, kann sich als mentaler Stressor erweisen und als Einflussfaktor auf die Behandlung einwirken (Carpenter, DiChiacchio, & Barker, 2018, S. 80). Besonderes Interesse wird ebenfalls auf die Motivation der Schwiegermutter zur Abwandlung der Mahlzeiten gelegt. Es könnte ein gewisser Konflikt entstehen, da sie traditionell eingestellt ist und ihr Verständnis von Krankheit und Gesundheit vermutlich nicht dem der westlichen Medizin entspricht (vgl. Kap. 3.4).

Gleiche Aufmerksamkeit ist den kulturellen und spirituellen Prioritäten der Patientin zu schenken. Vorerst gibt die Beraterin der Patientin den Hinweis, die Tagesroutinen insoweit beizubehalten, wie sie ihr guttun und ihr ein Gefühl der Ruhe und Ausgeglichenheit schenken. Dies betrifft besonders die Meditationen.

Der Folgetermin wird für 2 Wochen nach dem Ersttermin vereinbart. Bis dahin bittet die Beraterin die Patientin zur Aussprache mit ihrer Familie über die Krankheit und den erforderlichen Anpassungen in ihrer Ernährung. Hierfür hat die Beraterin parallel zur deutschen Informationsbroschüre „Essen und Trinken bei Diabetes mellitus" der DGE ebenfalls die „Dietary Guidelines for Indians - a Manual" bereitgelegt in der Hoffnung die Unterstützung der Schwiegermutter zu erlangen. In diesem Handbuch des Indischen Instituts für Ernährung wurden Leitlinien – ähnlich denen in Deutschland - zur Verbesserung des Gesundheitszustandes der indischen Bevölkerung veröffentlicht. Es liefert Erklärungen zu Krankheiten wie DMT2 und beinhaltet zahlreiche Informationen zu gesunden Lebensmitteln und einer gesunden Lebensweise (National Instutute of Nutrition India, 2011).

Der Folgetermin bietet ebenfalls die Gelegenheit zur gemeinsamen Auswertung des Wiegeprotokolls, durch welches die Beraterin einen genaueren Einblick in die Ernährung der Patientin nehmen kann. Eventuell werden Anpassungen zum täglichen Kalorienziel und einer günstigeren Verteilung der Makronährstoffe vorgenommen. Wichtige Kennzahlen für die Beraterin während der Auswertung sind die Anteile der insulinsteigernden Lebensmittel und der Fette (Fritsche & Ebelt, 2018, S. 659). Auch werden die ersten Erfahrungen der Patientin bei der Umstellung ihrer Ernährung reflektiert. Gemeinsam besprechen sie hilfreiche Strategien zur Bewältigung auftretender Herausforderungen.

5.2 Empfehlungen für die Familienmitglieder

Die Patientin ist um ihre Kinder besorgt. Diese Anliegen sollte aber nur in einem persönlichen Gespräch zwischen den Kindern und der Beraterin behandelt werden. Die Mutter kann mit Erlaubnis der Kinder ebenfalls am Gespräch teilnehmen. Erst nach erfolgtem Gespräch und erfolgter Anamnese können qualitative fachbezogene Aussagen getroffen werden. Vorteilhaft für das Erstgespräch mit der Tochter wäre die Vorlage eines Blutbildes durch den Arzt. Daten zum Eisenspeicher (Serumferritin), Kalzium, Zink, Jod und den Vitaminen D, A und B$_{12}$ sind hier besonders interessant (Hahn, Ströhle & Biesalski, 2018, S. 558). Durch das Meiden tierischer Produkte können Mängel vorliegen. Es sollte eine Prüfung dieser Stoffe zur adäquaten Aufnahme in Höhe der DGE-Referenzwerte erfolgen. In Erwägung gezogen werden kann ebenfalls ein Ernährungstagebuch, dessen Auswertung zu einem objektiveren Bild verhilft. Bei Interesse seitens der Tochter kann die Beraterin eine individuelle Ernährungsberatung anbieten.

Dem Sohn kann die Beraterin mit Informationen zu proteinreichen pflanzlichen Lebensmitteln weiterhelfen. So kann er die traditionelle vegetarische Ernährungsform der Familie beibehalten und dennoch seinem Hobby des Bodybuildings nachgehen. Besonders die bei den Brahmanen als rein geltende Milch und Milchprodukte wie Hartkäse oder Quark sind wertvolle Eiweißlieferanten. Aber auch Gemüse wie Bohnen, Linsen, Soja oder Nüsse gehören dazu. Ein dem Sohn zugängliches

Argument kann der Proteingehalt diverser pflanzlicher Lebensmittel sein. Teilweise übersteigen sie den Proteingehalt von Fleisch (Vaupel & Biesalski, 2018, S 152 f.). Eine beispielhafte Auflistung hierzu befindet sich im Anhang IV. Sie kann dem Sohn als ersten Anhaltspunkt dienen und zur Kontaktaufnahme mit der Beraterin ermutigen. Ein weiterer Tipp von der Ernährungsberaterin ist die Suche nach sich vegetarisch ernährenden Bodybuildern in den sozialen Netzwerken. Dort lässt sich leicht eine große Gemeinschaft zu diesem Thema finden.

6 Fazit

Ziel dieser Fallstudie war es herauszufinden, wie eine in Deutschland lebende Brahmanin unter Berücksichtigung der kulturellen, sozialen und emotionalen Einflüsse adäquat und qualitativ hervorragend im Umgang mit ihrer Erkrankung Diabetes Mellitus Typ 2 beraten werden kann. Es wurde ermittelt, dass so eine Beratung unter Umständen mehr Aufwand und Flexibilität für die Beraterin bedeutet. Verständnis für andere Traditionen und Ernährungsweisen, respektvoller Umgang und Empathie können eine erfolgreiche Ernährungsumstellung erheblich unterstützen. Deshalb müssen herausgearbeiteten Aspekte innerhalb der Beratung unbedingt berücksichtigenden werden.

Als Beratungsform wurde das offene Gesprächs als beste Methode ermittelt. Die Möglichkeit zum Aufbau einer persönliche Beratungs-Beziehung mit der Patientin hilft Vertrauen zu schaffen. Zusätzlich bietet es gibt der Patientin die Gelegenheit, sich selbst in das Gespräch einzubringen und eigene Anliegen zu äußern. Die Beraterin kann durch das offene Gespräch Zugang zu nonverbalen Informationen durch Mimik und Gestik der Patientin erhalten und dem Einholen weiterer wichtiger Informationen durch den zuvor erstellten Fragebogen (Anhang II). Unterstützend zum Gespräch wird die direkte prospektive Methode des Wiegeprotokolls eingesetzt. Es stellte sich als genaueste Methode der Ernährungserhebung heraus. Da die ermittelten traditionellen Grundnahrungsmittel sehr reich an Kohlenhydraten sind und nicht ohne Weiteres ersetzt werden können, ist aufgrund der Diagnose des DMT2 ein gemeinsames Vorgehen hinsichtlich der Lebensmittelauswahl nötig. Die Priorität liegt hierbei auf dem Einfluss der Kohlenhydrate und deren postprandialer Insulinausschüttung bei der Patientin. Eine genaue Überwachung wird sehr wichtig angesehen. Zusätzlich muss der Umstand der erhöhten DMT2 – Mortalität bei Migranten Beachtung finden. Als Ursache hierfür konnte die Qualität der Integration im Aufenthaltsland ermittelt werden, welche die Intensität der Auslebung von Kultur, Religion und täglichen Routinen der Brahmanen beinhaltet. Diese können zudem eine erheblichen täglichen Zeitaufwand für die Patientin bedeuten, sodass sie als möglicher Stressor innerhalb der Therapie unbedingt Raum zur Behandlung finden müssen.

Weitere zu beachtende Aspekte sind die Beachtung innerfamiliären Strukturen, die unbedingte Einhaltung der religiösen Nahrungsmittelauswahl und die auftretenden Emotionen in Verbindung mit dem Essen sowie dessen Zubereitung. Letztere haben sich innerhalb dieser Fallstudie als besonders stark verbindendes Element zur Kultur und Identität herauskristallisiert.

Der Bitte der Patientin in Bezug auf Informationen zu ihren Kindern kann nur insoweit stattgegeben werden, dass die Beraterin individuelle Beratungsgespräche für die Tochter und den Sohn anbietet.

III. Anhangsverzeichnis

Anhang I: Einteilung des Tages nach brahmanischer Tradition

Nadikas (Nachtzeit)

Sonnenuntergang																									Sonnenaufgang				
1	2	3	4	5	6	7	8	9	10	11	12	13	14	15	16	17	18	19	20	21	22	23	24	25	26	27	28	29	30

4 Uhr
Aufstehen / Meditationszeit („Brahma muhurta")

Die 5 Tages-Perioden des Brahmanen

1 Teil: "Pratah-Kala" 6 Uhr bis 8:24 Uhr	2 Teil: „Sangava-Kala" 8:25 Uhr bis 10: 48 Uhr	3. Teil: "Madhyahnika" 10:49 Uhr bis 13:12 Uhr	4. Teil: „Aparahna" 13:13 Uhr bis 15:36 Uhr	5. Teil: "Sayam-Sala" 15:37 Uhr bis 18 Uhr
Der Morgen	Die zweite der fünf Tagesperioden.	„The middle Way" Mittag Dieser Zeitraum gilt als neutrale Tagesperiode, die frei von allen extremen Ansichten wie Nihilismus oder Eternalismus ist.	„Nachmittag"	"Sayam-Sala". (Sonnenuntergang)
Durchführung der morgendlichen Riten: o Lernen o Singen der Veden o Baden o Weihen und Opfer bringen o erlaubte kleine Mahlzeiten: etwas Milch oder Buttermilch			o Zeit der „Puranas" (heilige Schriften) o Lehren von Mitgliedern anderer Kasten o abendliches Bad o Opfergaben o Abendessen	

(Quelle: eigene Darstellung in Anlehnung an Kamatoki.org (Kamatoki.org, 2022))

Anhang II: Fragen während des offenen Gesprächs zur Klärung der Patientensituation

1. Fühlen Sie sich gut in Deutschland angekommen? Fühlen Sie sich in Deutschland wohl? Wie schätzen Sie die Situation auf einer Skala von 1 (nicht so gut) bis 10 (sehr gut) ein?

2. Wie stark beurteilen Sie den Einfluss ihrer Tradition auf Sie und ihre Familie hier in Deutschland? Auf einer Skala von 1 (überhaupt nicht) bis 10 (sehr stark)?

3. Wie stark ist der Einfluss des deutschen Umfeldes auf die Ausübung Ihrer Tradition? Auf einer Skala von 1 (überhaupt nicht) bis 10 (sehr stark)?

4. Wie leicht oder schwer fällt Ihnen die Ausübung Ihrer Tradition hier in Deutschland? Auf einer Skala von 1 (sehr leicht) bis 10 (sehr schwer)?

5. Haben Sie neben Diabetes Mellitus Typ 2 noch andere Erkrankungen? Wenn ja: Welche?

6. Hat ein weiteres Mitglied Ihrer Familie (Ihre eigenen Eltern, Großeltern und eventuelle Geschwister mit einbezogen) Diabetes Mellitus Typ 2 oder andere Erkrankungen?

7. Treiben Sie Sport? Wenn ja: Welche Sportart betreiben Sie und wieviel Zeit nehmen Sie sich dafür in der Woche?

8. Wie viele Stunden schlafen Sie täglich im Durchschnitt?

9. Wie viel Zeit haben Sie am Tag durchschnittlich für Entspannung?

10. Gibt es Stressoren in Ihrem Alltag? Wenn ja, welche?

11. Wie hoch – auf einer Skala von 1 (am niedrigsten) bis 10 (am höchsten) – schätzen Sie Ihr Stressniveau?

12. Was für eine Tätigkeit üben Sie aus? Wie viele Stundenarbeiten Sie täglich? Haben Sie Pausenzeiten in denen Sie essen können? Wenn ja: Essen Sie während der Arbeit eher traditionell indisch oder eher nicht?

13. Konsumieren Sie Kaffee, Alkohol oder Zigaretten oder andere ähnliche Substanzen? Wenn ja: welche und in welcher Höhe konsumieren Sie?

14. In welchen anderen Situationen essen Sie? Nehmen Sie sich Zeit zum Essen? Bevorzugen Sie in bestimmten Situationen bestimmte Nahrungsmittel? Wenn ja: Welche Situation und welche Nahrungsmittel wären das? Ändert das Essen Ihre Stimmung? Wenn ja: Wie fühlen Sie sich hinterher?

15. Können Sie sich vorstellen, die Menge ihrer verzehrten Hauptnahrungsmittel zu reduzieren oder die Hauptnahrungsmittel auszutauschen?

16. Finden Sie - Ihrer Meinung nach - Unterstützung durch die Familie bei einer Ernährungsumstellung?

17. Besteht bei Ihnen zu Hause die Möglichkeit zum Abwiegen der Lebensmittel für das Wiegeprotokoll??

18. Möchten Sie parallel zu dieser Beratung einen ayurvedische Heilmethoden nutzen?

19. Was wünschen Sie sich konkret von mir während und von meiner Beratung?

Anhang III: Muster eines Wiegeprotokolls

						Wochentag: Mo ☒ Mi Do Fr Sa So (bitte ankreuzen)	Datum: 20.12.2005

						kg, g, mg bzw. L, mL	
Uhrzeit	Ort	Lebensmittel und Getränke (Produktbezeichnung, Markenname (ggf. Discounter z. B. Aldi), Fettgehalt, Vitaminzusätze etc.)	Verpa- ckung bei Einkauf*	Zustand bei Einkauf*	Zuberei- tungsver- fahren	Ver- zehrs- fertige Menge	Rest- menge/ Abfall**
7:30	zu Hause	Weizen-Roggen-Mischbrot mit Sonnenblumenkernen	lose	frisch	——	112 g	
		Halbfettbutter „Du darfst"	K	gekühlt	——	42 g	
		Erdbeermarmelada, selbst gemacht	G	-	——	65 g	
		Kaffee (Filterkaffee), „Jacobs"	M	getrock- net	——	254 g	
		H-Milch, 3,5 % Fett „Milbona"	T	ultra- hoch erhitzt	——	84 g	
10:15	im Büro	Apfel, Jona gold	U	frisch	——	220 g	23 g A

Abb. 1: Musterwiegeprotokoll (Quelle: Straßburg, 2010, S. 427)

Anhang IV: Proteingehalte vegetarischer und tierischer Lebensmittel im Vergleich

Vegetarische Lebensmittel

Nahrungsmittel	Proteinanteil (%)	Energiegehalt (MJ/100 g)
Milch/Milchprodukte		
Kuhmilch	3	0,27
Ziegenmilch	3–4	0,3
Muttermilch	1	0,29
Hartkäse	25–35	1,10–1,65
Quark	14–17	0,35–0,85
Joghurt	5	0,3
Gemüse		
Weiße Bohnen	21	1,41
Favabohnen	24	1,42
Linsen, getrocknet	25	1,42
Erbsen, getrocknet	24	1,46
Sojabohnen, getrocknet	34	1,69
Kartoffeln	2	0,32
Getreide/Mehle		
Haferflocken	14	1,62
Mais, Vollmehl	8	1,54
Vollreis	8	1,51
Roggen, Vollmehl	11	1,3
Sojamehl	37	1,45
Weizen, Vollmehl	12	1,39
Weizenkeime	27	1,52
Nüsse		
Erdnüsse, geröstet	26	2,44
Haselnüsse	13	2,62
Walnüsse	15	2,72

Tierische Lebensmittel

Nahrungsmittel	Proteinanteil (%)	Energiegehalt (MJ/100 g)
Fleisch		
Ente	16	1,36
Gans	16	1,48
Kaninchen	20	0,67
Brathuhn	20	0,58
Kalb	19	0,8
Lamm	18	1
Rind, mager	16–20	0,50–1,00
Schwein, mager	15–18	0,70–1,50
Truthahn	20	0,91
Leber	17–20	0,60–0,80
Fisch		
Forelle	19	0,42
Heilbutt	19	0,53
Hering	17	1,02
Kabeljau	18	0,33
Lachs	20	0,87
Rotbarsch	19	0,45
Zander	19	0,38
Seezunge	17	0,33

(Quelle: Vaupel & Biesalski, 2018, S 152 f.)

16

V. Literaturverzeichnis

Allendorf K. (2006). Like Her Own: Ideals and Experiences of the Mother-in-law/Daughter-in-law Relationship. *Journal of family issues*, 55(5), 588–600. DOI: https://doi.org/10.1111/j.1741-3729.2006.00428.x

Barakat, A. & Sat, S. (2020). Ernährung und Migration. *Der Diabetologe.* Volume 16. Issue 8. S. 705 – 714. https://link.springer.com/article/10.1007%2Fs11428-020-00681-0#citeas. DOI: https://doi.org/10.1007/s11428-020-006810

Barlösius, E. (2016). *Soziologie des Essens. Eine sozial- u. kulturwissenschaftliche Einführung in die Ernährungsforschung.* Weinheim. Beltz Verlagsgruppe

Carpenter, R., DiChiacchio, T., & Barker, K. (2018). *Interventions for self-management of type 2 diabetes: An integrative review. International journal of nursing sciences, 6(1),* 70–91. https://doi.org/10.1016/j.ijnss.2018.12.002

Destatis.de (2022). https://www.destatis.de/DE/Themen/Gesellschaft-Umwelt/Bevoelkerung/Migration-Integration/Tabellen/migrationshintergrund-geschlecht-insgesamt.html

DGSF.org (2022). https://www.dgsf.org/ueber-uns/ethik-richtlinien.htm

Fritsche, A & Ebelt, U. (2018). Diabetes mellitus Typ 1 und 2 und metabolisches Syndrom. In: H. K. Biesalski, S. Bischoff & M. Pirlich (Hrsg.), *Ernährungsmedizin. Nach dem Curriculum Ernährungsmedizin der Bundesärztekammer* (5. vollständig überarbeitete und erweiterte Auflage), S. 654 - 670. Thieme Verlag

Gupta, T., & Negi, D. (2021). Daughter Vs. Daughter-in-Law: Kinship Roles and Women's Time Use in India. DOI: https://econpapers.repec.org/paper/agsaaea21/313373.htm

Hahn, A./ Ströhle, A. & Biesalski, H. K. (2018). Mikronährstoffsupplemente. In: H. K. Biesalski, S. Bischoff & M. Pirlich (Hrsg.), *Ernährungsmedizin. Nach dem Curriculum Ernährungsmedizin der Bundesärztekammer* (5. vollständig überarbeitete und erweiterte Auflage), S. S. 552-568. Thieme Verlag

Horstmann, G. & Dreisbach, G. (2017). *Allgemeine Psychologie 2 kompakt: Lernen. Emotion. Motivation. Gedächtnis.* 2., vollständig überarbeitete Auflage. Beltz Verlag Weinheim. DOI: https://content-select-com.pxz.iubh.de:8443/de/portal/media/view/58c3ce89-637c-436e-bb16-6061b0dd2d03?forceauth=1

Jürgenmeyer, C. & Rösel, J. (1998). Indien: Indiens Gesellschaft im Wandel. Das Kastensystem. Hinduismus, Dorfstruktur und politische Herrschaft als Rahmenbedingungen der indischen Sozialordnung. *Der Bürger im Staat, 48. Jahrgang,* S. 25 – 32. https://www.buergerundstaat.de/1_98/bis981a.htm

Kamakoti.org (2022). HinduDharma: General. https://www.kamakoti.org/hindud-harma/part19/chap10.htm

Koch, S. & Seidl, G. (2011). *Zucker in der Ernährung bei Diabetes mellitus. In: Ernährungsumschau.* Ausgabe 11, S. 628-629. DOI: https://www-ernaehrungs-umschau-de.pxz.iubh.de:8443/print-artikel/14-11-2011-zucker-in-der-ernaehrung-bei-diabetes-mellitus/

Koctürk, T. (1995). *Structure and change in food habits. In: Scandinavian Journal of Nutrition. Volume 39, S. 2-4.*

Lochtefeld, J. G. (2002). *The Illustrated Encyclopedia of Hinduism.* The Rosen Publishing Group Inc. New York. DOI: https://archive.org/stream/JamesLochtefeldTheIllustratedEncyclopediaOfHinduism/James%20Lochtefeld%20The%20Illustrated%20Encyclopedia%20of%20Hinduism_djvu.txt

Luomala, H. T., Sirieix, L. & Tahir, R. (2009). *Exploring Emotional-Eating Patterns in Different Cultures: Toward a Conceptual Framework Modell.* https://web-p-ebscohost-com.pxz.iubh.de:8443/ehost/pdfviewer/pdfviewer?vid=1&sid=8a1dfb5c-8271-456d-b26a-1c51ab4dd5c6%40redis DOI: 10.1080/08961530802202818

Macht, M. (2005a). *Emotionsbedingtes Essverhalten: Die Bedeutung der Emotionen Emotion-induced eating behavior: The role of emotions. Zeitschrift Für Psychologie.* 213(1). S. 9–22. https://econtent-hogrefe-com.pxz.iubh.de:8443/doi/pdf/10.1026/0044-3409.213.1.9

Macht, M. (2005b). *Essen und Emotion. In: Ernährungsumschau.* Volume 52. Issue 8, S. 304 – 308. https://www.ernaehrungs-umschau.de/fileadmin/Ernaehrungs-Umschau/pdfs/pdf_2005/08_2005/EU08_304_308.pdf

Mahadevan, M. (2003). *Exploring Changes in food meanings an food choices among Asian Indian Hindu Brahmins ist State College, PA: A Groundet Therory Approach. A Thesis in Nutrition*

Michael, A. & Baumann, M. M. (2016). *Indien verstehen: Thesen, Reflexionen und Annäherungen an Religion, Gesellschaft und Politik.* Springer Fachmedien Wiesbaden.

Mora, N. & Hill Golden, S. (2017). *Understanding Cultural Influences on Diatary Habits in Asian, Middle Eastern, and Latino Patients with Type 2 Diebetes: A Review of Current Literature and Future Directions.* https://pubmed.ncbi.nlm.nih.gov/29063419/ DOI: 10.1007/s11892-017-0952-6

National Institute of Nutrition India (2011). Dietary Guidelines for Indians – A Manual. https://www.nin.res.in/downloads/DietaryGuidelinesforNINwebsite.pdf

Rösel, J. (2010). Südostasien.info. Indische Speiserituale und die Speise des Herrn der Welt (I). http://www.suedasien.info/analysen/2794

Sat, S., Aydınkoç-Tuzcu, K., Berger, F., Barakat, A., Schindler, K. & Fasching, P. (2021). Diabetes und Migration. *Der Diabetologe.* Volume 17. Issue 1, S. 58 – 71. https://link.springer.com/article/10.1007%2Fs11428-020-00713-9#citeas. DOI: https://doi.org/10.1007/s11428-020-00713-9

Schaffmeister, N. & Haller, F. (2018). *Erfolgreicher Markenaufbau in den großen Emerging Markets: Ein praxisorientierter Ratgeber für gezieltes Markenwachstum in China, Indien, Russland und Brasilien*. Springer Gabler Verlag.

Schwing, R. / Fryszer, A. (2017). *Systemisches Handwerk. Werkzeug für die Praxis*. 8. unveränderte Auflage, Vandenhoeck & Ruprecht Verlag

Straßburg, A. (2010). Ernährungserhebungen. Methoden und Instrumente. In: Ernährungsumschau. Jahrgang 57. Ausgabe 8, S. 422 – 430. https://www-ernaehrungs-umschau-de.pxz.iubh.de:8443/fileadmin/Ernaehrungs-Umschau/pdfs/pdf_2010/08_10/EU08_2010_422_430.qxd.pdf

Tk.de (2022). https://www.tk.de/techniker/magazin/ernaehrung/themenspezial-ernaehrung/eat-around-the-world/die-indische-kueche-und-esskultur-2104542?tkcm=ab

Vaupel, P. & Biesalski, H. K. (2018). Proteine. In: H. K. Biesalski, S. Bischoff & M. Pirlich (Hrsg.), *Ernährungsmedizin. Nach dem Curriculum Ernährungsmedizin der Bundesärztekammer* (5. vollständig überarbeitete und erweiterte Auflage), S. 145 - 163. Thieme Verlag

Vermeer, M. & Neumann, C. (2016). *Praxishandbuch Indien: Wie Sie Ihr Indiengeschäft erfolgreich managen Kultur verstehen, Mitarbeiter führen, Verhandlungen gestalten.* (2., aktualisierte Auflage). Springer Gabler Verlag

Vecchio, M.G., Paramesh, E.C., Paramesh, H. et al. (2014). *Types of Food and Nutrient Intake in India: A Literature Review.* Indian Journal of Pediatrics 81, 17 – 22 (2014). https://doi.org/10.1007/s12098-014-1465-9

Vepachedu, S., (2003). *Brahmins. In: Mana Sanskrit (Our Culture).* Issue 69. S. 1 – 34, Vepachedu Educational Foundation. https://www.vepachedu.org/manasanskriti/Brahmins.html#Brahmin_Population

Wurzbacher, C. (2011). Ernährungsberatung bei Menschen mit Migrationshintergrund: Teil 1: Gesundheit und Krankheit in der Sicht anderer Kulturen und Religionen. *E & M – Ernährung und Medizin*, Volume 26, Issue 9, S. 124-130. DOI 10.1055/s-0031-1286131

Wurzbacher, C. (2012). Ernährungsberatung bei Menschen mit Migrationshintergrund: Teil 2: Erfahrungen zur Ernährungstherapie. *E & M – Ernährung und Medizin*, Volume 27, Issue 1, S. 29 – 33. DOI DOI: 10.1055/s-0031-1298081

BEI GRIN MACHT SICH IHR WISSEN BEZAHLT

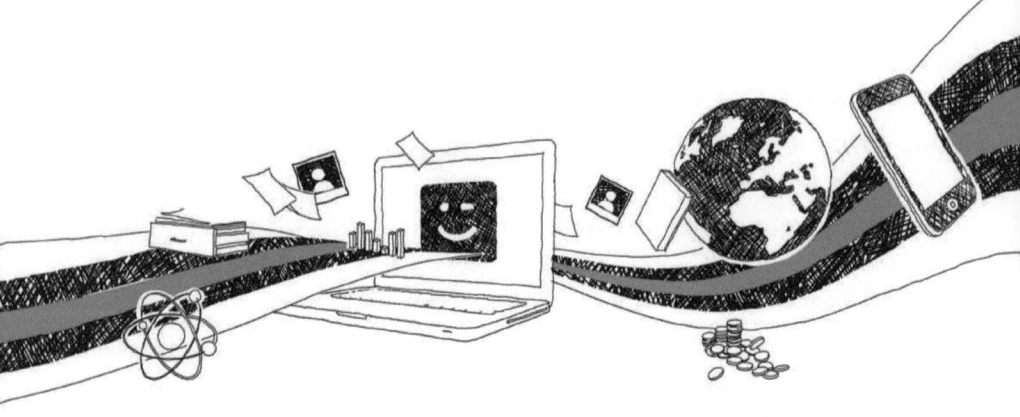

- Wir veröffentlichen Ihre Hausarbeit,
  Bachelor- und Masterarbeit

- Ihr eigenes eBook und Buch -
  weltweit in allen wichtigen Shops

- Verdienen Sie an jedem Verkauf

Jetzt bei www.GRIN.com hochladen und kostenlos publizieren

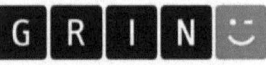